LIBRO DE COCINA INDIA 2021

RECETAS INDIAS TRADICIONALES Y CREATIVAS

LISA FERNANDEZ

Tabla de contenido

Uppit de frijol de soja

(Merienda de frijoles de soja)

Para 4 personas

Ingredientes

1½ cucharada de aceite vegetal refinado

½ cucharadita de semillas de mostaza

2 chiles verdes finamente picados

2 chiles rojos finamente picados

Pizca de asafétida

1 cebolla grande, finamente picada

Raíz de jengibre de 2,5 cm / 1 pulgada, en juliana

10 dientes de ajo finamente picados

6 hojas de curry

100g / 3½ oz de sémola de soja*, asado seco

100g / 3½ oz de sémola, tostada en seco

200 g / 7 oz de guisantes

500ml / 16fl oz de agua caliente

¼ de cucharadita de cúrcuma

1 cucharadita de azucar

1 cucharadita de sal

1 tomate grande, finamente picado

2 cucharadas de hojas de cilantro finamente picadas

15 pasas

10 anacardos

Método

- Calentar el aceite en una cacerola. Agrega las semillas de mostaza. Déjelos chisporrotear durante 15 segundos.
- Agrega los chiles verdes, los chiles rojos, la asafétida, la cebolla, el jengibre, el ajo y las hojas de curry. Freír a fuego medio durante 3-4 minutos, revolviendo con frecuencia.
- Agrega la sémola de soja, la sémola y los guisantes. Cocine hasta que ambos tipos de sémola se doren.
- Agrega el agua caliente, la cúrcuma, el azúcar y la sal. Cocine a fuego medio hasta que se seque el agua.
- Adorne con el tomate, las hojas de cilantro, las pasas y los anacardos.
- Servir caliente.

Upma

(Plato de desayuno de sémola)

Para 4 personas

Ingredientes

1 cucharada de ghee

150g / 5½ oz de sémola

1 cucharada de aceite vegetal refinado

¼ de cucharadita de semillas de mostaza

1 cucharadita de urad dhal*

3 chiles verdes, cortados a lo largo

8-10 hojas de curry

1 cebolla mediana, finamente picada

1 tomate mediano, finamente picado

750ml / 1¼ pintas de agua

1 cucharadita de azúcar colmada

Sal al gusto

50g / 1¾oz de guisantes enlatados (opcional)

25g / escasa 1 oz de hojas de cilantro, finamente picadas

Método

- Calentar el ghee en una sartén. Agregue la sémola y fría, revolviendo frecuentemente, hasta que la sémola se dore. Dejar de lado.
- Calentar el aceite en una cacerola. Agrega las semillas de mostaza, el urad dhal, los chiles verdes y las hojas de curry. Freír hasta que el urad dhal se ponga marrón.
- Agrega la cebolla y sofríe a fuego lento hasta que esté transparente. Agrega el tomate y sofríe por otros 3-4 minutos.
- Agrega el agua y mezcla bien. Cocine a fuego medio hasta que la mezcla comience a hervir. Revuelva bien.
- Agrega el azúcar, la sal, la sémola y los guisantes. Mezclar bien.
- Cocine a fuego lento, revolviendo continuamente durante 2-3 minutos.
- Adorna con las hojas de cilantro. Servir caliente.

Vermicelli Upma

(Fideos con Cebolla)

Para 4 personas

Ingredientes

3 cucharadas de aceite vegetal refinado

1 cucharadita de mung dhal*

1 cucharadita de urad dhal*

¼ de cucharadita de semillas de mostaza

8 hojas de curry

10 cacahuetes

10 anacardos

1 papa mediana, finamente picada

1 zanahoria grande, finamente picada

2 chiles verdes finamente picados

1 cm / ½ de raíz de jengibre, finamente picado

1 cebolla grande, finamente picada

1 tomate, finamente picado

50 g / 1¾oz de guisantes congelados

Sal al gusto

1 litro / 1¾ pintas de agua

200g / 7oz de fideos

2 cucharadas de ghee

Método

- Calentar el aceite en una cacerola. Agregue el mung dhal, urad dhal, semillas de mostaza y hojas de curry. Déjalos chisporrotear durante 30 segundos.
- Agrega los cacahuetes y los anacardos. Freír a fuego medio hasta que se doren.
- Agrega la papa y la zanahoria. Freír durante 4-5 minutos.
- Agrega las guindillas, el jengibre, la cebolla, el tomate, los guisantes y la sal. Cocine a fuego medio, revolviendo con frecuencia, hasta que las verduras estén tiernas.
- Añadir el agua y llevar a ebullición. Revuelva bien.
- Agregue los fideos mientras revuelve continuamente para asegurarse de que no se formen grumos.
- Cubra con una tapa y cocine a fuego lento durante 5-6 minutos.
- Agrega el ghee y mezcla bien. Servir caliente.

Bonda

(Chuleta de patata)

Hace 10

Ingredientes

5 cucharadas de aceite vegetal refinado más extra para freír

½ cucharadita de semillas de mostaza

Jengibre de raíz de 2,5 mm / 1 pulgada, finamente picado

2 chiles verdes finamente picados

50g / 1¾oz de hojas de cilantro, finamente picadas

1 cebolla grande, finamente picada

4 papas medianas, hervidas y machacadas

1 zanahoria grande, finamente picada y hervida

125 g / 4½ oz de guisantes enlatados

Pizca de cúrcuma

Sal al gusto

1 cucharadita de jugo de limón

250 g / 9 oz de besan*

200ml / 7fl oz de agua

½ cucharadita de levadura en polvo

Método

- Caliente 4 cucharadas de aceite en una cacerola. Agrega las semillas de mostaza, el jengibre, los chiles verdes, las hojas de cilantro y la cebolla. Freír a fuego medio, revolviendo de vez en cuando, hasta que la cebolla se dore.
- Agrega las patatas, la zanahoria, los guisantes, la cúrcuma y la sal. Cocine a fuego lento durante 5-6 minutos, revolviendo ocasionalmente.
- Espolvoree jugo de limón y divida la mezcla en 10 bolas. Dejar de lado.
- Mezcle el besan, el agua y el polvo de hornear con 1 cucharada de aceite para hacer la masa.
- Calentar el aceite en una cacerola. Sumerja cada bola de papa en la masa y fría a fuego medio hasta que estén doradas.
- Servir caliente.

Dhokla instantáneo

(Pastel sabroso instantáneo al vapor)

Rinde 15-20

Ingredientes

250 g / 9 oz de besan*

1 cucharadita de sal

2 cucharadas de azúcar

2 cucharadas de aceite vegetal refinado

½ cucharada de jugo de limón

240ml / 8fl oz de agua

1 cucharada de levadura en polvo

1 cucharadita de semillas de mostaza

2 chiles verdes, cortados a lo largo

Unas hojas de curry

1 cucharada de agua

2 cucharadas de hojas de cilantro finamente picadas

1 cucharada de coco fresco rallado

Método

- Mezcle el besan, la sal, el azúcar, 1 cucharada de aceite, el jugo de limón y el agua para obtener una masa suave.
- Engrase un molde para pastel redondo de 20 cm.
- Agrega el polvo de hornear a la masa. Mezclar bien y verter inmediatamente en la lata engrasada. Cocine al vapor durante 20 minutos.
- Perfore con un tenedor para verificar si está listo. Si el tenedor no sale limpio, vuelva a vaporizar durante 5-10 minutos. Dejar de lado.
- Calentar el aceite restante en una cacerola. Agrega las semillas de mostaza. Déjelos chisporrotear durante 15 segundos.
- Agrega los chiles verdes, las hojas de curry y el agua. Cocine a fuego lento durante 2 minutos.
- Vierta esta mezcla sobre el dhokla y deje que absorba el líquido.
- Adorne con las hojas de cilantro y el coco rallado.
- Cortar en cuadritos y servir con chutney de menta

Dhal Maharani

(Lentejas Negras y Frijoles)

Para 4 personas

Ingredientes

150 g / 5½ oz de urad dhal*

2 cucharadas de frijoles rojos

1,4 litros / 2½ pintas de agua

Sal al gusto

1 cucharada de aceite vegetal refinado

½ cucharadita de semillas de comino

1 cebolla grande, finamente picada

3 tomates medianos, picados

1 cucharadita de pasta de jengibre

½ cucharadita de pasta de ajo

½ cucharadita de chile en polvo

½ cucharadita de garam masala

120ml / 4fl oz de nata fresca

Método

- Remoje el urad dhal y los frijoles juntos durante la noche. Escurrir y cocinar juntos en una cacerola con el agua y la sal durante 1 hora a fuego medio. Dejar de lado.

- Calentar el aceite en una cacerola. Agrega las semillas de comino. Déjelos chisporrotear durante 15 segundos.

- Agrega la cebolla y sofríe a fuego medio hasta que se dore.

- Agrega los tomates. Mezclar bien. Agrega la pasta de jengibre y la pasta de ajo. Freír durante 5 minutos.

- Agregue el dhal cocido y la mezcla de frijoles, el chile en polvo y el garam masala. Mezclar bien.

- Agrega la nata. Cocine a fuego lento durante 5 minutos, revolviendo con frecuencia.

- Sirva caliente con naan o arroz al vapor.

Milagu Kuzhambu

(Gramo rojo partido en salsa de pimiento)

Para 4 personas

Ingredientes

2 cucharaditas de ghee

2 cucharaditas de semillas de cilantro

1 cucharada de pasta de tamarindo

1 cucharadita de pimienta negra molida

¼ de cucharadita de asafétida

Sal al gusto

1 cucharada de toor dhal*, cocido

1 litro / 1¾ pintas de agua

¼ de cucharadita de semillas de mostaza

1 guindilla verde, picada

¼ de cucharadita de cúrcuma

10 hojas de curry

Método

- Calentar unas gotas de ghee en una cacerola. Agrega las semillas de cilantro y sofríe a fuego medio durante 2 minutos. Enfriar y triturar.
- Mezclar con la pasta de tamarindo, la pimienta, la asafétida, la sal y el dhal en una cacerola grande.
- Agrega el agua. Mezclar bien y llevar a ebullición a fuego medio. Dejar de lado.
- Caliente el ghee restante en una cacerola. Agrega las semillas de mostaza, la guindilla verde, la cúrcuma y las hojas de curry. Déjelos chisporrotear durante 15 segundos.
- Agregue esto al dhal. Servir caliente.

Dhal Hariyali

(Verduras de hoja con gramo de bengala partido)

Para 4 personas

Ingredientes

300 g / 10 oz de toor dhal*

1,4 litros / 2½ pintas de agua

Sal al gusto

2 cucharadas de ghee

1 cucharadita de semillas de comino

1 cebolla finamente picada

½ cucharadita de pasta de jengibre

½ cucharadita de pasta de ajo

½ cucharadita de cúrcuma

50g / 1¾oz de espinacas picadas

10 g / ¼ oz de hojas de fenogreco, finamente picadas

25 g / escasa 1 oz de hojas de cilantro

Método

- Cocine el dhal con el agua y la sal en una cacerola durante 45 minutos, revolviendo con frecuencia. Dejar de lado.
- Calentar el ghee en una cacerola. Agregue las semillas de comino, la cebolla, la pasta de jengibre, la pasta de ajo y la cúrcuma. Freír durante 2 minutos a fuego lento, revolviendo continuamente.
- Agrega la espinaca, las hojas de fenogreco y las hojas de cilantro. Mezcle bien y cocine a fuego lento durante 5-7 minutos.
- Servir caliente con arroz cocido al vapor

Dhalcha

(Gramo de Bengala partido con cordero)

Para 4 personas

Ingredientes

150g / 5½ oz de chana dhal*

150 g / 5½ oz de toor dhal*

2,8 litros / 5 pintas de agua

Sal al gusto

2 cucharadas de pasta de tamarindo

2 cucharadas de aceite vegetal refinado

4 cebollas grandes, picadas

Jengibre de raíz de 5 cm / 2 pulgadas, rallado

10 dientes de ajo machacados

750 g / 1 lb 10 oz de cordero, picado

1,4 litros / 2½ pintas de agua

3-4 tomates picados

1 cucharadita de chile en polvo

1 cucharadita de cúrcuma

1 cucharadita de garam masala

20 hojas de curry

25g / escasa 1 oz de hojas de cilantro, finamente picadas

Método

- Cuece los dhals con el agua y la sal durante 1 hora a fuego medio. Agrega la pasta de tamarindo y tritura bien. Dejar de lado.
- Calentar el aceite en una cacerola. Agrega la cebolla, el jengibre y el ajo. Freír a fuego medio hasta que se doren. Agregue el cordero y revuelva constantemente hasta que se dore.
- Agregue agua y cocine a fuego lento hasta que el cordero esté tierno.
- Agrega los tomates, la guindilla en polvo, la cúrcuma y la sal. Mezclar bien. Cocine por otros 7 minutos.
- Agrega el dhal, el garam masala y las hojas de curry. Mezclar bien. Cocine a fuego lento durante 4-5 minutos.
- Adorna con las hojas de cilantro. Servir caliente.

Tarkari Dhalcha

(Gramo de Bengala partido con verduras)

Para 4 personas

Ingredientes

150g / 5½ oz de chana dhal*

150 g / 5½ oz de toor dhal*

Sal al gusto

3 litros / 5¼ pintas de agua

10 g / ¼ oz de hojas de menta

10 g / ¼ oz de hojas de cilantro

2 cucharadas de aceite vegetal refinado

½ cucharadita de semillas de mostaza

½ cucharadita de semillas de comino

Una pizca de semillas de fenogreco

Una pizca de semillas de kalonji*

2 chiles rojos secos

10 hojas de curry

½ cucharadita de pasta de jengibre

½ cucharadita de pasta de ajo

½ cucharadita de cúrcuma

1 cucharadita de chile en polvo

1 cucharadita de pasta de tamarindo

500 g / 1 lb 2 oz de calabaza, finamente picada

Método

- Cuece los dos dhals con la sal, 2,5 litros / 4 pintas de agua y la mitad de la menta y el cilantro en un cazo a fuego medio durante 1 hora. Triturar hasta obtener una pasta espesa. Dejar de lado.
- Calentar el aceite en una cacerola. Agregue las semillas de mostaza, comino, fenogreco y kalonji. Déjelos chisporrotear durante 15 segundos.

- Agrega los chiles rojos y las hojas de curry. Freír a fuego medio durante 15 segundos.
- Agregue la pasta dhal, la pasta de jengibre, la pasta de ajo, la cúrcuma, el chile en polvo y la pasta de tamarindo. Mezclar bien. Cocine a fuego medio, revolviendo con frecuencia, durante 10 minutos.
- Agrega el agua restante y la calabaza. Cocine a fuego lento hasta que la calabaza esté cocida.
- Agregue el resto de las hojas de menta y cilantro. Cocine por 3-4 minutos.
- Servir caliente.

Dhokar Dhalna

(Cubos de Dhal fritos en curry)

Para 4 personas

Ingredientes

600g / 1lb 5oz chana dhal*, empapado durante la noche

120ml / 4fl oz de agua

Sal al gusto

4 cucharadas de aceite vegetal refinado más extra para freír

3 chiles verdes picados

½ cucharadita de asafétida

2 cebollas grandes, finamente picadas

1 hoja de laurel

1 cucharadita de pasta de jengibre

1 cucharadita de pasta de ajo

1 cucharadita de chile en polvo

¾ cucharadita de cúrcuma

1 cucharadita de garam masala

1 cucharada de hojas de cilantro finamente picadas

Método

- Muela el dhal con el agua y un poco de sal hasta obtener una pasta espesa. Dejar de lado.
- Caliente 1 cucharada de aceite en una cacerola. Agrega los chiles verdes y la asafétida. Déjelos chisporrotear durante 15 segundos. Agregue la pasta dhal y un poco más de sal. Mezclar bien.
- Extienda esta mezcla en una bandeja para que se enfríe. Cortar en trozos de 2,5 cm / 1 pulgada.
- Calentar el aceite para freír en una cacerola. Freír los trozos hasta que estén dorados. Dejar de lado.
- Caliente 2 cucharadas de aceite en una cacerola. Freír las cebollas hasta que se doren. Muela hasta obtener una pasta y reserve.
- Caliente la 1 cucharada de aceite restante en una cacerola. Agrega la hoja de laurel, los trozos de dhal fritos, la pasta de cebolla frita, la pasta de jengibre, la pasta de ajo, el chile en polvo, la cúrcuma y el garam masala. Agregue suficiente agua para cubrir los trozos de dhal. Mezcle bien y cocine a fuego lento durante 7-8 minutos.
- Adorna con las hojas de cilantro. Servir caliente.

Varan

(Dhal de gramo rojo dividido simple)

Para 4 personas

Ingredientes

300 g / 10 oz de toor dhal*

2,4 litros / 4 pintas de agua

¼ de cucharadita de asafétida

½ cucharadita de cúrcuma

Sal al gusto

Método

- Cocine todos los ingredientes en una cacerola durante aproximadamente 1 hora a fuego medio.
- Servir caliente con arroz cocido al vapor

Dulce Dhal

(Gramo rojo dulce partido)

Sirve 4-6

Ingredientes

300 g / 10 oz de toor dhal*

2,5 litros / 4 pintas de agua

Sal al gusto

¼ de cucharadita de cúrcuma

Una pizca grande de asafétida

½ cucharadita de chile en polvo

5cm / 2in trozo de jaggery*

2 cucharaditas de aceite vegetal refinado

¼ de cucharadita de semillas de comino

¼ de cucharadita de semillas de mostaza

2 chiles rojos secos

1 cucharada de hojas de cilantro finamente picadas

Método

- Lavar y cocinar el toor dhal con el agua y la sal en un cazo a fuego lento durante 1 hora.
- Agregue la cúrcuma, la asafétida, el chile en polvo y el azúcar moreno. Cocine por 5 minutos. Mezclar bien. Dejar de lado.
- En una cacerola pequeña, caliente el aceite. Agregue las semillas de comino, las semillas de mostaza y los chiles rojos secos. Déjelos chisporrotear durante 15 segundos.
- Vierta esto en el dhal y mezcle bien.
- Adorna con las hojas de cilantro. Servir caliente.

Dhal agridulce

(Gramo rojo agridulce dividido)

Sirve 4-6

Ingredientes

300 g / 10 oz de toor dhal*

2,4 litros / 4 pintas de agua

Sal al gusto

¼ de cucharadita de cúrcuma

¼ de cucharadita de asafétida

1 cucharadita de pasta de tamarindo

1 cucharadita de azucar

2 cucharaditas de aceite vegetal refinado

½ cucharadita de semillas de mostaza

2 chiles verdes

8 hojas de curry

1 cucharada de hojas de cilantro finamente picadas

Método

- Cuece el toor dhal en una cacerola con el agua y la sal a fuego medio durante 1 hora.
- Agrega la cúrcuma, la asafétida, la pasta de tamarindo y el azúcar. Cocine por 5 minutos. Dejar de lado.
- En una cacerola pequeña, caliente el aceite. Agrega las semillas de mostaza, los chiles verdes y las hojas de curry. Déjelos chisporrotear durante 15 segundos.
- Vierta este condimento en el dhal.
- Adorna con las hojas de cilantro.
- Sirva caliente con arroz al vapor o chapatis.

Mung-ni-Dhal

(Gramo verde partido)

Para 4 personas

Ingredientes

300 g / 10 oz de mung dhal*

1,9 litros / 3½ pintas de agua

Sal al gusto

¼ de cucharadita de cúrcuma

½ cucharadita de pasta de jengibre

1 guindilla verde finamente picada

¼ de cucharadita de azúcar

1 cucharada de ghee

½ cucharadita de semillas de sésamo

1 cebolla pequeña picada

1 diente de ajo picado

Método

- Hervir el mung dhal con el agua y la sal en una cacerola a fuego medio durante 30 minutos.
- Agrega la cúrcuma, la pasta de jengibre, la guindilla verde y el azúcar. Revuelva bien.
- Agregue 120ml / 4fl oz de agua si el dhal está seco. Cocine a fuego lento durante 2-3 minutos y reserve.
- Calentar el ghee en una cacerola pequeña. Agrega las semillas de sésamo, la cebolla y el ajo. Fríelos durante 1 minuto, revolviendo continuamente.
- Agregue esto al dhal. Servir caliente.

Dhal con Cebolla y Coco

(Gramo rojo partido con cebolla y coco)

Sirve 4-6

Ingredientes

300 g / 10 oz de toor dhal*

2,8 litros / 5 pintas de agua

2 chiles verdes picados

1 cebolla pequeña picada

Sal al gusto

¼ de cucharadita de cúrcuma

1½ cucharadita de aceite vegetal

½ cucharadita de semillas de mostaza

1 cucharada de hojas de cilantro finamente picadas

50g / 1¾oz de coco fresco rallado

Método

- Hervir el toor dhal con agua, guindillas, cebolla, sal y cúrcuma en una cacerola a fuego medio durante 1 hora. Dejar de lado.
- Calentar el aceite en una cacerola. Agrega las semillas de mostaza. Déjelos chisporrotear durante 15 segundos.
- Vierta esto en el dhal y mezcle bien.
- Decora con las hojas de cilantro y el coco. Servir caliente.

Dahi Kadhi

(Curry a base de yogur)

Para 4 personas

Ingredientes

1 cucharada de besan*

250 g / 9 oz de yogur

750ml / 1¼ pintas de agua

2 cucharaditas de azúcar

Sal al gusto

½ cucharadita de pasta de jengibre

1 cucharada de aceite vegetal refinado

¼ de cucharadita de semillas de mostaza

¼ de cucharadita de semillas de comino

¼ de cucharadita de semillas de fenogreco

8 hojas de curry

10 g / ¼ oz de hojas de cilantro, finamente picadas

Método

- Mezclar el besan con el yogur, el agua, el azúcar, la sal y la pasta de jengibre en una cacerola grande. Revuelva bien para asegurarse de que no se formen grumos.

- Cocine la mezcla a fuego medio hasta que comience a espesar, revolviendo con frecuencia. Llevar a ebullición. Dejar de lado.

- Calentar el aceite en una cacerola. Agregue las semillas de mostaza, semillas de comino, semillas de fenogreco y hojas de curry. Déjelos chisporrotear durante 15 segundos.

- Vierta este aceite encima de la mezcla de besan.

- Adorna con las hojas de cilantro. Servir caliente.

Dhal de espinacas

(Espinaca con gramo verde partido)

Para 4 personas

Ingredientes

300 g / 10 oz de mung dhal*

1,9 litros / 3½ pintas de agua

Sal al gusto

1 cebolla grande picada

6 dientes de ajo picados

¼ de cucharadita de cúrcuma

100g / 3½ oz de espinacas picadas

½ cucharadita de amchoor*

Una pizca de garam masala

½ cucharadita de pasta de jengibre

1 cucharada de aceite vegetal refinado

1 cucharadita de semillas de comino

2 cucharadas de hojas de cilantro finamente picadas

Método

- Cuece el dhal con el agua y la sal en una cacerola a fuego medio durante 30-40 minutos.
- Añadir la cebolla y el ajo. Cocine por 7 minutos.
- Agregue la cúrcuma, las espinacas, el amchoor, el garam masala y la pasta de jengibre. Mezclar bien.
- Cocine a fuego lento hasta que el dhal esté suave y todas las especias se hayan absorbido. Dejar de lado.
- Calentar el aceite en una cacerola. Agrega las semillas de comino. Déjelos chisporrotear durante 15 segundos.
- Vierta esto encima del dhal.
- Adorna con las hojas de cilantro. Servir caliente

Tawker Dhal

(Lentejas rojas partidas agrias con mango inmaduro)

Para 4 personas

Ingredientes

300 g / 10 oz de toor dhal*

2,4 litros / 4 pintas de agua

1 mango verde, deshuesado y en cuartos

½ cucharadita de cúrcuma

4 chiles verdes

Sal al gusto

2 cucharaditas de aceite de mostaza

½ cucharadita de semillas de mostaza

1 cucharada de hojas de cilantro finamente picadas

Método

- Hervir el dhal con el agua, los trozos de mango, la cúrcuma, los chiles verdes y la sal durante una hora. Dejar de lado.
- Calentar el aceite en una cacerola y agregar las semillas de mostaza. Déjelos chisporrotear durante 15 segundos.
- Agregue esto al dhal. Cocine a fuego lento hasta que espese.
- Adorna con las hojas de cilantro. Servir caliente con arroz cocido al vapor

Dhal básico

(Gramo rojo partido con tomate)

Para 4 personas

Ingredientes

300 g / 10 oz de toor dhal*

1,2 litros / 2 pintas de agua

Sal al gusto

¼ de cucharadita de cúrcuma

½ cucharada de aceite vegetal refinado

¼ de cucharadita de semillas de comino

2 chiles verdes, cortados a lo largo

1 tomate mediano, finamente picado

1 cucharada de hojas de cilantro finamente picadas

Método

- Cuece el toor dhal con el agua y la sal en una cacerola durante 1 hora a fuego medio.
- Agrega la cúrcuma y mezcla bien.
- Si el dhal es demasiado espeso, agréguele 120 ml de agua. Mezcle bien y deje reposar.
- Calentar el aceite en una cacerola. Agregue las semillas de comino y déjelas escupir durante 15 segundos. Agrega los chiles verdes y el tomate. Freír durante 2 minutos.
- Agregue esto al dhal. Mezcle y cocine a fuego lento durante 3 minutos.
- Adorna con las hojas de cilantro. Servir caliente con arroz cocido al vapor

Maa-ki-Dhal

(Gramo negro rico)

Para 4 personas

Ingredientes

240g de kaali dhal*

125 g / 4½ oz de frijoles rojos

2,8 litros / 5 pintas de agua

Sal al gusto

Jengibre de raíz de 3,5 cm / 1½ pulgadas, cortado en juliana

1 cucharadita de chile en polvo

3 tomates, en puré

1 cucharada de mantequilla

2 cucharaditas de aceite vegetal refinado

1 cucharadita de semillas de comino

2 cucharadas de nata

Método

- Remoje el dhal y los frijoles juntos durante la noche.
- Cocine con el agua, la sal y el jengibre en una cacerola durante 40 minutos a fuego medio.
- Agrega la guindilla en polvo, el puré de tomate y la mantequilla. Cocine a fuego lento durante 8-10 minutos. Dejar de lado.
- Calentar el aceite en una cacerola. Agrega las semillas de comino. Déjelos chisporrotear durante 15 segundos.
- Agregue esto al dhal. Mezclar bien.
- Agrega la nata. Servir caliente con arroz cocido al vapor

Dhansak

(Gramo rojo picante Parsi Split)

Para 4 personas

Ingredientes

3 cucharadas de aceite vegetal refinado

1 cebolla grande, finamente picada

2 tomates grandes, picados

½ cucharadita de cúrcuma

½ cucharadita de chile en polvo

1 cucharada de dhansak masala*

1 cucharada de vinagre de malta

Sal al gusto

Para la mezcla de dhal:

150 g / 5½ oz de toor dhal*

75 g / 2½ oz de mung dhal*

75g / 2½ oz masoor dhal*

1 berenjena pequeña, cortada en cuartos

Pieza de calabaza de 7,5 cm, en cuartos

1 cucharada de hojas frescas de fenogreco

1,4 litros / 2½ pintas de agua

Sal al gusto

Método

- Cocine los ingredientes para la mezcla de dhal juntos en una cacerola a fuego medio durante 45 minutos. Dejar de lado.
- Calentar el aceite en una cacerola. Freír las cebollas y los tomates a fuego medio durante 2-3 minutos.
- Agregue la mezcla de dhal y todos los ingredientes restantes. Mezclar bien y cocinar a fuego medio durante 5-7 minutos. Servir caliente.

Masoor Dhal

Para 4 personas

Ingredientes

300g / 10oz masoor dhal*

Sal al gusto

Pizca de cúrcuma

1,2 litros / 2 pintas de agua

2 cucharadas de aceite vegetal refinado

6 dientes de ajo machacados

1 cucharadita de jugo de limón

Método

- Cuece el dhal, la sal, la cúrcuma y el agua en una cacerola a fuego medio durante 45 minutos. Dejar de lado.

- Calentar el aceite en una sartén y freír los ajos hasta que se doren. Añadir al dhal y espolvorear con el zumo de limón. Mezclar bien. Servir caliente.

Panchemel Dhal

(Mezcla de cinco lentejas)

Para 4 personas

Ingredientes

75 g / 2½ oz de mung dhal*

1 cucharada de chana dhal*

1 cucharada de masoor dhal*

1 cucharada de toor dhal*

1 cucharada de urad dhal*

750ml / 1¼ pintas de agua

½ cucharadita de cúrcuma

Sal al gusto

1 cucharada de ghee

1 cucharadita de semillas de comino

Pizca de asafétida

½ cucharadita de garam masala

1 cucharadita de pasta de jengibre

Método

- Cuece los dhals con el agua, la cúrcuma y la sal en una cacerola durante 1 hora a fuego medio. Revuelva bien. Dejar de lado.

- Calentar el ghee en una cacerola. Fríe el resto de los ingredientes durante 1 minuto.

- Agregue esto al dhal, mezcle bien y cocine a fuego lento durante 3-4 minutos. Servir caliente.

Cholar Dhal

(Gramo de Bengala dividido)

Para 4 personas

Ingredientes

600g / 1lb 5oz chana dhal*

2,4 litros / 5 pintas de agua

Sal al gusto

3 cucharadas de ghee

½ cucharadita de semillas de comino

½ cucharadita de cúrcuma

2 cucharaditas de azúcar

3 dientes

2 hojas de laurel

2,5 cm / 1 pulgada de canela

2 vainas de cardamomo verde

15 g / ½ oz de coco, picado y frito

Método

- Cuece el dhal con el agua y la sal en una cacerola a fuego medio durante 1 hora. Dejar de lado.

- Caliente 2 cucharadas de ghee en una cacerola. Agrega todos los ingredientes, excepto el coco. Déjelos chisporrotear durante 20 segundos. Agregue el dhal cocido y cocine, revolviendo bien durante 5 minutos. Agrega el coco y 1 cucharada de ghee. Servir caliente.

Dilpasand Dhal

(Lentejas especiales)

Para 4 personas

Ingredientes

60 g / 2 oz de frijoles urad*

2 cucharadas de frijoles rojos

2 cucharadas de garbanzos

2 litros / 3½ pintas de agua

¼ de cucharadita de cúrcuma

2 cucharadas de ghee

2 tomates, escaldados y en puré

2 cucharaditas de comino molido, tostado en seco

125 g / 4½ oz de yogur, batido

120ml / 4fl oz de nata líquida

Sal al gusto

Método

- Mezcle los frijoles, los garbanzos y el agua. Remojar en una cacerola durante 4 horas. Agrega la cúrcuma y cocina por 45 minutos a fuego medio. Dejar de lado.
- Calentar el ghee en una cacerola. Agregue todos los ingredientes restantes y cocine a fuego medio hasta que se separe el ghee.
- Agrega la mezcla de frijoles y garbanzos. Cocine a fuego lento hasta que se seque. Servir caliente.

Dhal Masoor

(Lentejas rojas partidas)

Para 4 personas

Ingredientes

1 cucharada de ghee

1 cucharadita de semillas de comino

1 cebolla pequeña finamente picada

Jengibre de raíz de 2,5 cm / 1 pulgada, finamente picado

6 dientes de ajo finamente picados

4 chiles verdes, cortados a lo largo

1 tomate, pelado y hecho puré

½ cucharadita de cúrcuma

300g / 10oz masoor dhal*

1,5 litros / 2¾ pintas de agua

Sal al gusto

2 cucharadas de hojas de cilantro

61

Método

- Calentar el ghee en una cacerola. Agrega las semillas de comino, la cebolla, el jengibre, el ajo, las guindillas, el tomate y la cúrcuma. Freír durante 5 minutos, revolviendo con frecuencia.

- Agrega el dhal, el agua y la sal. Cocine a fuego lento durante 45 minutos. Adorna con las hojas de cilantro. Servir caliente con arroz cocido al vapor

Dhal con berenjena

(Lentejas con Berenjena)

Para 4 personas

Ingredientes

300 g / 10 oz de toor dhal*

1,5 litros / 2¾ pintas de agua

Sal al gusto

1 cucharada de aceite vegetal refinado

50g / 1¾oz de berenjenas, cortadas en cubitos

2,5 cm / 1 pulgada de canela

2 vainas de cardamomo verde

2 dientes

1 cebolla grande, finamente picada

2 tomates grandes, finamente picados

½ cucharadita de pasta de jengibre

½ cucharadita de pasta de ajo

1 cucharadita de cilantro molido

½ cucharadita de cúrcuma

10g / ¼oz de hojas de cilantro, para decorar

Método

- Hervir el dhal con el agua y la sal en una cacerola durante 45 minutos a fuego medio. Dejar de lado.
- Calentar el aceite en una cacerola. Agrega todos los ingredientes restantes, excepto las hojas de cilantro. Freír durante 2-3 minutos, revolviendo constantemente.
- Agrega la mezcla al dhal. Cocine a fuego lento durante 5 minutos. Decore y sirva.

Amarillo Dhal Tadka

Para 4 personas

Ingredientes

300 g / 10 oz de mung dhal*

1 litro / 1¾ pintas de agua

¼ de cucharadita de cúrcuma

Sal al gusto

3 cucharaditas de ghee

½ cucharadita de semillas de mostaza

½ cucharadita de semillas de comino

½ cucharadita de semillas de fenogreco

Jengibre de raíz de 2,5 cm / 1 pulgada, finamente picado

4 dientes de ajo finamente picados

3 chiles verdes, cortados a lo largo

8 hojas de curry

Método

- Cocina el dhal con el agua, la cúrcuma y la sal en una cacerola durante 45 minutos a fuego medio. Dejar de lado.

- Calentar el ghee en una cacerola. Agrega todos los ingredientes restantes. Freír durante 1 minuto y verter sobre el dhal. Mezclar bien y servir caliente.

Rasam

(Sopa picante a base de tamarindo)

Para 4 personas

Ingredientes

2 cucharadas de pasta de tamarindo

750ml / 1¼ pintas de agua

8-10 hojas de curry

2 cucharadas de hojas de cilantro picadas

Pizca de asafétida

Sal al gusto

2 cucharaditas de ghee

½ cucharadita de semillas de mostaza

Para la mezcla de especias:

2 cucharaditas de semillas de cilantro

2 cucharadas de toor dhal*

1 cucharadita de semillas de comino

4-5 granos de pimienta

1 guindilla roja seca

Método

- Asar en seco y triturar los ingredientes de la mezcla de especias.

- Mezclar la mezcla de especias con todos los ingredientes, excepto el ghee y las semillas de mostaza. Cocine durante 7 minutos a fuego medio en una cacerola.

- Calentar el ghee en otra cacerola. Agrega las semillas de mostaza y déjalas escupir durante 15 segundos. Vierta esto directamente en el rasam. Servir caliente.

Simple Mung Dhal

Para 4 personas

Ingredientes

300 g / 10 oz de mung dhal*

1 litro / 1¾ pintas de agua

Pizca de cúrcuma

Sal al gusto

2 cucharadas de aceite vegetal refinado

1 cebolla grande, finamente picada

3 chiles verdes finamente picados

Jengibre de raíz de 2,5 cm / 1 pulgada, finamente picado

5 hojas de curry

2 tomates, finamente picados

Método

- Cocina el dhal con el agua, la cúrcuma y la sal en una cacerola durante 30 minutos a fuego medio. Dejar de lado.
- Calentar el aceite en una cacerola. Agrega todos los ingredientes restantes. Freír durante 3-4 minutos. Agregue esto al dhal. Cocine a fuego lento hasta que espese. Servir caliente.

Mungo verde entero

Ingredientes

250 g / 9 oz de frijoles mungo, remojados durante la noche

1 litro / 1¾ pintas de agua

½ cucharada de aceite vegetal refinado

½ cucharadita de semillas de comino

6 hojas de curry

1 cebolla grande, finamente picada

½ cucharadita de pasta de ajo

½ cucharadita de pasta de jengibre

3 chiles verdes finamente picados

1 tomate, finamente picado

¼ de cucharadita de cúrcuma

Sal al gusto

120 ml de leche

Método

- Cocina los frijoles con el agua en una cacerola durante 45 minutos a fuego medio. Dejar de lado.
- Calentar el aceite en una cacerola. Agrega las semillas de comino y las hojas de curry.
- Después de 15 segundos, agregue los frijoles cocidos y todos los ingredientes restantes. Mezcle bien y cocine a fuego lento durante 7-8 minutos. Servir caliente.

Dahi Kadhi con Pakoras

(Curry a base de yogur con albóndigas fritas)

Ingredientes
Para la pakora:

125 g / 4½ oz de besan*

¼ de cucharadita de semillas de comino

2 cucharaditas de cebolla picada

1 guindilla verde picado

½ cucharadita de jengibre rallado

Pizca de cúrcuma

2 chiles verdes finamente picados

½ cucharadita de semillas de ajowan

Sal al gusto

Aceite para freír

Para el kadhi:

Dahi Kadhi

Método

- En un bol, mezcle todos los ingredientes de la pakora, excepto el aceite, con suficiente agua para formar una masa espesa. Freír cucharadas en aceite caliente hasta que se doren.
- Cocina el kadhi y agrégale las pakoras. Cocine a fuego lento durante 3-4 minutos.
- Servir caliente con arroz cocido al vapor

Sindhi Sai Bhaji*

(Verduras picantes sindhi)

Para 4 personas

Ingredientes

3 cucharadas de aceite vegetal refinado

1 cebolla grande picada

3 chiles verdes, cortados a lo largo

6 dientes de ajo finamente picados

1 zanahoria finamente picada

1 pimiento verde grande, finamente picado

1 repollo pequeño, finamente picado

1 papa grande, finamente picada

1 berenjena finamente picada

100g / 3½ oz de okra, picada

100g / 3½ oz de frijoles franceses, finamente picados

150 g / 5½ oz de hojas de espinaca, finamente picadas

100 g / 3½ oz de hojas de cilantro, finamente picadas

300g / 10oz masoor dhal*, remojado durante 30 minutos y escurrido

150 g / 5½ oz de mung dhal*, remojado durante 30 minutos y escurrido

750ml / 1¼ pintas de agua

1 cucharadita de chile en polvo

1 cucharadita de cilantro molido

½ cucharadita de cúrcuma

1 cucharadita de sal

1 tomate

½ cucharada de ghee

Pizca de asafétida

Método

- Calienta el aceite en una sartén grande. Agrega la cebolla. Freír a fuego medio hasta que esté transparente.
- Agrega los chiles verdes y el ajo. Freír por un minuto más.
- Agregue todos los ingredientes restantes, excepto el tomate, el ghee y la asafétida. Mezclar bien. Cubra con una tapa y cocine a fuego lento durante 10 minutos, revolviendo a intervalos regulares.
- Coloque el tomate entero encima de la mezcla de verduras, cubra nuevamente y continúe cocinando la mezcla por 30 minutos.
- Retirar del fuego y licuar el contenido en trozos grandes. Deja el bhaji a un lado.
- Calentar el ghee en una cacerola. Agrega la asafétida. Deje que chisporrotee durante 10 segundos. Vierta directamente sobre el bhaji. Revuelva bien la mezcla. Servir caliente.

Remolacha Nawabi

(Remolacha rica)

Ingredientes

500g / 1lb 2oz remolachas medianas, peladas

125 g / 4½ oz de yogur

120ml / 4fl oz de nata líquida

Sal al gusto

Raíz de jengibre de 2,5 cm / 1 pulgada, en juliana

100 g / 3½ oz de guisantes frescos

1 cucharada de jugo de limón

1 cucharada de aceite vegetal refinado

2 cucharadas de mantequilla

1 cebolla grande rallada

6 dientes de ajo machacados

1 cucharadita de chile en polvo

Pizca de cúrcuma

1 cucharadita de garam masala

250 g / 9 oz de queso cheddar rallado

50g / 1¾oz de hojas de cilantro, finamente picadas

Método

- Ahueca las remolachas. No deseche las porciones recogidas. Dejar de lado.
- Mezcle 2 cucharadas de yogur, 2 cucharadas de crema y sal.
- Mezcle las remolachas ahuecadas en esta mezcla para cubrirlas bien.
- Cocine al vapor estas remolachas a fuego medio durante 5-7 minutos. Dejar de lado.
- Mezcle las porciones de remolacha extraídas con el jengibre, los guisantes, el jugo de limón y la sal.
- Calentar el aceite en una cacerola. Agrega la mezcla de remolacha y jengibre. Sofreír a fuego medio durante 4-5 minutos.
- Rellena las remolachas al vapor con esta mezcla. Dejar de lado.
- Calentar la mantequilla en una cacerola. Añadir la cebolla y el ajo. Fríelos a fuego medio hasta que la cebolla se vuelva transparente.
- Agrega la nata restante, la guindilla en polvo, la cúrcuma y el garam masala. Revuelva bien. Cocine por 4-5 minutos.
- Agrega las remolachas rellenas, el yogur restante y el queso. Cocine a fuego lento durante 2-3 minutos y agregue las hojas de cilantro. Servir caliente.

Baghara Baingan

(Berenjena picante y picante)

Para 4 personas

Ingredientes

1 cucharada de semillas de cilantro

1 cucharada de semillas de amapola

1 cucharada de semillas de sésamo

½ cucharadita de semillas de comino

3 chiles rojos secos

100 g / 3½ oz de coco fresco rallado

3 cebollas grandes, finamente picadas

2,5 cm / 1 pulgada de raíz de jengibre

5 cucharadas de aceite vegetal refinado

500 g / 1 lb 2 oz de berenjenas, picadas

8 hojas de curry

½ cucharadita de cúrcuma

½ cucharadita de chile en polvo

3 chiles verdes, cortados a lo largo

8 hojas de curry

1½ cucharadita de pasta de tamarindo

250ml / 8fl oz de agua

Sal al gusto

Método

- Tostar en seco las semillas de cilantro, amapola, sésamo, comino y chiles rojos durante 1-2 minutos. Dejar de lado.
- Muele el coco, 1 cebolla y el jengibre para formar una pasta espesa. Dejar de lado.
- Calentar la mitad del aceite en una cacerola. Agrega las berenjenas. Fríelos a fuego medio durante 5 minutos, volteándolos de vez en cuando. Escúrrelos y déjalos a un lado.
- Calentar el aceite restante en una cacerola. Agrega las hojas de curry y las cebollas restantes. Fríelos a fuego medio hasta que las cebollas se doren.
- Agrega la pasta de coco. Sofreír durante un minuto.
- Agrega los ingredientes restantes. Mezclar bien. Cocine a fuego lento durante 3-4 minutos.
- Agregue la mezcla de semillas de cilantro tostado seco y semillas de amapola. Mezclar bien. Continúe cocinando durante 2-3 minutos.
- Agrega las berenjenas fritas. Revuelva bien la mezcla. Cocine por 3-4 minutos. Servir caliente.

Kofta de zanahoria al vapor

Ingredientes

2 cucharadas de aceite vegetal refinado

2 cebollas grandes, ralladas

6 tomates, finamente picados

1 cucharada de yogur

1 cucharadita de garam masala

Para el kofta:

2 zanahorias grandes, ralladas

125 g / 4½ oz de besan*

125 g / 4½ oz de harina integral

150g / 5½ oz de trigo partido

1 cucharadita de garam masala

½ cucharadita de cúrcuma

1 cucharadita de chile en polvo

¼ de cucharadita de ácido cítrico

½ cucharadita de bicarbonato de sodio

2 cucharaditas de aceite vegetal refinado

Sal al gusto

Para la pasta:

3 cucharaditas de semillas de cilantro

1 cucharadita de semillas de comino

4 granos de pimienta negra

3 dientes

5 cm / 2 pulgadas de canela

2 vainas de cardamomo verde

3 cucharaditas de coco fresco rallado

6 chiles rojos

Sal al gusto

2 cucharadas de agua

Método

- Amasar todos los ingredientes de kofta con suficiente agua hasta obtener una masa suave. Dividir la masa en bolitas del tamaño de una nuez.
- Cocine al vapor las bolas en una vaporera a fuego medio durante 7-8 minutos. Dejar de lado.
- Mezcle todos los ingredientes de la pasta excepto el agua. Ase en seco la mezcla a fuego medio durante 2-3 minutos.
- Agregue agua a la mezcla y muela para formar una pasta suave. Dejar de lado.
- Calentar el aceite en una cacerola. Agrega las cebollas ralladas. Freír a fuego medio hasta que se tornen transparentes.
- Agrega los tomates, el yogur, el garam masala y la pasta molida. Saltea la mezcla durante 2-3 minutos.
- Agrega las bolas al vapor. Mezclar bien. Cocine la mezcla a fuego lento durante 3-4 minutos, revolviendo a intervalos regulares. Servir caliente.

Dhingri Shabnam

(Albóndigas de Paneer Rellenas de Champiñones)

Para 4 personas

Ingredientes

450g / 1lb paneer*

125 g / 4½ oz de harina blanca común

60ml / 2fl oz de agua

Aceite vegetal refinado más extra para freír

¼ de cucharadita de garam masala

Para el llenado:

100g / 3½ oz de champiñones

1 cucharadita de mantequilla sin sal

8 anacardos picados

16 pasas

2 cucharadas de khoya*

1 cucharada de paneer*

1 cucharada de hojas de cilantro finamente picadas

1 guindilla verde, picada

Para la salsa:

2 cucharadas de aceite vegetal refinado

¼ de cucharadita de semillas de fenogreco

1 cebolla finamente picada

1 cucharadita de pasta de ajo

1 cucharadita de pasta de jengibre

¼ de cucharadita de cúrcuma

7-8 anacardos, molidos

50g / 1¾oz de yogur

1 cebolla grande, molida hasta formar una pasta

750ml / 1¼ pintas de agua

Sal al gusto

Método

- Amasar el paneer y la harina con 60 ml de agua para formar una masa suave. Divide la masa en 8 bolas. Aplanar en discos. Dejar de lado.
- Para el relleno, corta los champiñones en rodajas.
- Calentar la mantequilla en una sartén. Agrega los champiñones en rodajas. Sofreírlos a fuego medio durante un minuto.
- Retirar del fuego y mezclar con el resto de los ingredientes del relleno.
- Divida esta mezcla en 8 porciones iguales.
- Coloque una porción de relleno en cada disco de harina de paneer. Selle en bolsas y alise en bolas para hacer las koftas.

- Calentar el aceite para freír en una sartén. Agrega las koftas. Fríelos a fuego medio hasta que se doren. Escúrrelos y déjalos a un lado.
- Para la salsa, caliente 2 cucharadas de aceite en una cacerola. Agrega las semillas de fenogreco. Déjelos chisporrotear durante 15 segundos.
- Agrega la cebolla. Saltee a fuego medio hasta que esté transparente.
- Agregue los ingredientes restantes de la salsa. Mezclar bien. Cocine a fuego lento durante 8-10 minutos.
- Retirar del fuego y colar la salsa a través de un colador de sopa en una cacerola separada.
- Agregue suavemente las koftas a la salsa colada.
- Cocine a fuego lento esta mezcla durante 5 minutos, revolviendo suavemente.
- Espolvoree el garam masala encima del dhingri shabnam. Servir caliente.

Hongo Xacutti

(Hongos picantes en curry de Goan)

Para 4 personas

Ingredientes

4 cucharadas de aceite vegetal refinado

3 chiles rojos

2 cebollas grandes, finamente picadas

1 coco rallado

2 cucharaditas de semillas de cilantro

4 granos de pimienta negra

½ cucharadita de cúrcuma

1 cucharadita de semillas de amapola

2,5 cm / 1 pulgada de canela

2 dientes

2 vainas de cardamomo verde

½ cucharadita de semillas de comino

½ cucharadita de semillas de hinojo

5 dientes de ajo machacados

Sal al gusto

2 tomates, finamente picados

1 cucharadita de pasta de tamarindo

500 g / 1 libra 2 oz de champiñones, picados

1 cucharada de hojas de cilantro finamente picadas

Método

- Caliente 3 cucharadas de aceite en una cacerola. Agrega los chiles rojos. Saltea a fuego medio durante 20 segundos.
- Agrega las cebollas y el coco. Freír la mezcla hasta que se dore. Dejar de lado.
- Calentar una cacerola. Agregue las semillas de cilantro, los granos de pimienta, la cúrcuma, las semillas de amapola, la canela, el clavo, el cardamomo, las semillas de comino y las semillas de hinojo. Ase en seco la mezcla durante 1-2 minutos, revolviendo constantemente.
- Agrega el ajo y la sal. Mezclar bien. Asar en seco durante un minuto más. Retirar del fuego y moler para formar una mezcla suave.
- Calentar el aceite restante. Agrega los tomates y la pasta de tamarindo. Freír esta mezcla a fuego medio durante un minuto.
- Agrega los champiñones. Saltee durante 2-3 minutos.
- Agregue la mezcla de semillas de cilantro y granos de pimienta y la mezcla de cebolla y coco. Mezclar bien. Sofreír a fuego lento durante 3-4 minutos.
- Adorne los xacutti de setas con las hojas de cilantro. Servir caliente.

Paneer y curry de maíz

Ingredientes

3 dientes

2,5 cm / 1 pulgada de canela

3 granos de pimienta negra

1 cucharada de anacardos rotos

1 cucharada de semillas de amapola

3 cucharadas de leche tibia

2 cucharadas de aceite vegetal refinado

1 cebolla grande rallada

2 hojas de laurel

½ cucharadita de pasta de jengibre

½ cucharadita de pasta de ajo

1 cucharadita de chile rojo en polvo

4 tomates, en puré

125 g / 4½ oz de yogur, batido

2 cucharadas de nata

1 cucharadita de azucar

½ cucharadita de garam masala

Paneer 250g / 9oz*, Cortado

200 g / 7 oz de granos de maíz dulce, cocidos

Sal al gusto

2 cucharadas de hojas de cilantro

Método

- Muele los clavos, la canela y los granos de pimienta hasta obtener un polvo fino. Dejar de lado.
- Remoje los anacardos y las semillas de amapola en la leche tibia durante 30 minutos. Dejar de lado.
- Calentar el aceite en una cacerola. Agrega la cebolla y las hojas de laurel. Fríelos a fuego medio durante un minuto.
- Agregue el polvo de clavo molido, canela y pimienta y la mezcla de leche de semillas de anacardo y amapola.
- Agrega la pasta de jengibre, la pasta de ajo y la guindilla roja en polvo. Mezclar bien. Freír por un minuto.
- Agrega los tomates. Sofreír la mezcla a fuego lento durante 2-3 minutos.
- Agrega el yogur, la nata, el azúcar, el garam masala, el paneer, los granos de maíz dulce y la sal. Revuelva bien la mezcla. Cocine a fuego lento durante 7-8 minutos, revolviendo a intervalos regulares.
- Decora el curry con las hojas de cilantro. Servir caliente.

Basant Bahar

(Tomates verdes picantes en salsa)

Para 4 personas

Ingredientes

500 g / 1 libra 2 oz de tomates verdes

1 cucharadita de aceite vegetal refinado

Pizca de asafétida

3 cebollas pequeñas, finamente picadas

10 dientes de ajo machacados

250 g / 9 oz de besan*

1 cucharadita de semillas de hinojo

1 cucharadita de cilantro molido

¼ de cucharadita de cúrcuma

¼ de cucharadita de garam masala

½ cucharadita de chile en polvo

1 cucharadita de jugo de limón

Sal al gusto

Para la salsa:

3 cebollas asadas

2 tomates asados

Jengibre de raíz de 1 cm / ½ pulgada

2 chiles verdes

1 cucharadita de yogur

1 cucharadita de nata

Pizca de asafétida

1 cucharadita de semillas de comino

2 hojas de laurel

Sal al gusto

2 cucharaditas de aceite vegetal refinado

150g / 5½ oz de queso de cabra blando, desmenuzado

1 cucharada de hojas de cilantro finamente picadas

Método

- Con un cuchillo, haga una cruz en la mitad superior de un tomate y córtelo, dejando intacta la mitad inferior. Repite esto para todos los tomates. Dejar de lado.
- Calentar el aceite en una cacerola. Agrega la asafétida. Deje que chisporrotee durante 10 segundos.
- Agrega las cebollas y el ajo. Fríelos a fuego medio hasta que las cebollas se pongan traslúcidas.
- Agregue el besan, las semillas de hinojo, el cilantro molido, la cúrcuma, el garam masala y el chile en polvo. Continúe friendo durante 1-2 minutos.

- Agrega el jugo de limón y la sal. Mezclar bien. Retirar del fuego y rellenar con esta mezcla los tomates cortados. Deja los tomates rellenos a un lado.

- Triturar todos los ingredientes de la salsa excepto el aceite, el queso de cabra y las hojas de cilantro hasta obtener una pasta suave. Dejar de lado.

- Calentar 1 cucharadita de aceite. Agrega el queso de cabra. Fríelo a fuego medio hasta que se dore. Dejar de lado.

- Calentar el aceite restante en otra cacerola. Agrega la pasta de salsa molida. Cocine la mezcla a fuego medio durante 4-5 minutos, revolviendo a intervalos regulares.

- Agrega los tomates rellenos. Mezclar bien. Cubra la cacerola con una tapa y cocine la mezcla a fuego medio durante 4-5 minutos.

- Espolvoree las hojas de cilantro y el queso de cabra frito encima del basant bahar. Servir caliente.

Palak Kofta

(Albóndigas de Espinacas en Salsa)

Para 4 personas

Ingredientes

Para el kofta:

300g / 10oz de espinacas finamente picadas

Jengibre de raíz de 1 cm / ½ pulgada

1 guindilla verde

1 diente de ajo

Sal al gusto

½ cucharadita de garam masala

30 g / 1 oz de queso de cabra, escurrido

2 cucharadas de besan*, asado

4 cucharadas de aceite vegetal refinado más extra para freír

Para la salsa:

½ cucharadita de semillas de comino

2,5 cm / 1 pulgada de raíz de jengibre

2 dientes de ajo

¼ de cucharadita de semillas de cilantro

2 cebollas pequeñas, molidas

Pizca de chile en polvo

¼ de cucharadita de cúrcuma

½ tomate, en puré

Sal al gusto

120ml / 4fl oz de agua

2 cucharadas de nata

1 cucharada de hojas de cilantro finamente picadas

Método

- Para preparar las koftas, mezcla las espinacas, el jengibre, la guindilla verde, el ajo y la sal en una cacerola. Cocina esta mezcla a fuego medio durante 15 minutos. Escurrir y triturar hasta obtener una pasta suave.
- Amasar esta pasta con todos los ingredientes restantes de kofta, excepto el aceite, hasta obtener una masa firme. Divida esta masa en bolas del tamaño de una nuez.
- Calentar el aceite para freír en una cacerola. Agrega las bolas. Fríelos a fuego medio hasta que se doren. Escúrrelos y déjalos a un lado.
- Para preparar la salsa, muele las semillas de comino, el jengibre, el ajo y las semillas de cilantro. Dejar de lado.
- Caliente 4 cucharadas de aceite en una cacerola. Agrega las cebollas molidas. Freír a fuego lento hasta que se

doren. Agrega la pasta de comino y jengibre. Freír por un minuto más.

- Agrega la guindilla en polvo, la cúrcuma y el puré de tomate. Mezclar bien. Continúe friendo durante 2-3 minutos.
- Agrega la sal y el agua. Mezclar bien. Cubra con una tapa y cocine a fuego lento durante 5-6 minutos, revolviendo a intervalos regulares.
- Destape y agregue los koftas. Cocine a fuego lento durante 5 minutos más.
- Adorna con la nata y las hojas de cilantro. Servir caliente.

Repollo Kofta

(Empanadillas de col en salsa)

Para 4 personas

Ingredientes

Para el kofta:

100g / 3½ oz de repollo rallado

4 papas grandes, hervidas

1 cucharadita de semillas de comino

1 cucharadita de pasta de jengibre

2 chiles verdes finamente picados

1 cucharadita de jugo de limón

Sal al gusto

Aceite vegetal refinado para freír

Para la salsa:

1 cucharada de mantequilla

3 cebollas pequeñas, finamente picadas

4 dientes de ajo

4-6 tomates, finamente picados

¼ de cucharadita de cúrcuma

1 cucharadita de chile en polvo

1 cucharadita de azucar

250ml / 8fl oz de agua

Sal al gusto

1 cucharada de hojas de cilantro finamente picadas

Método

- Amasar todos los ingredientes de kofta, excepto el aceite, para formar una masa suave. Dividir la masa en bolitas del tamaño de una nuez.
- Calentar el aceite en una cacerola. Fríe las bolas a fuego medio hasta que estén doradas. Escurrir y reservar.
- Para preparar la salsa, calienta la mantequilla en una cacerola. Agrega las cebollas y el ajo. Fríelos a fuego medio hasta que se doren.
- Agrega los tomates, la cúrcuma y la guindilla en polvo. Sofreír la mezcla durante 4-5 minutos.
- Agrega el azúcar, el agua y la sal. Mezclar bien. Cubra con una tapa y cocine a fuego lento durante 6-7 minutos.
- Agrega las bolas de kofta fritas. Cocine a fuego lento durante 5-6 minutos.
- Adorne el kofta de col con las hojas de cilantro. Servir caliente.

Koottu

(Curry de plátano verde)

Para 4 personas

Ingredientes

2 cucharadas de coco fresco rallado

½ cucharadita de semillas de comino

2 chiles verdes

1 cucharada de arroz de grano largo, remojado durante 15 minutos

500ml / 16fl oz de agua

200 g / 7 oz de plátano verde, pelado y cortado en cubitos

Sal al gusto

2 cucharaditas de aceite de coco

½ cucharadita de semillas de mostaza

½ cucharadita de urad dhal*

Pizca de asafétida

8-10 hojas de curry

Método

- Muele el coco, las semillas de comino, los chiles verdes y el arroz con 4 cucharadas de agua para formar una pasta suave. Dejar de lado.
- Mezcle el plátano con el agua restante y la sal. Cocina esta mezcla en una cacerola a fuego medio durante 10-12 minutos.
- Agrega la pasta de semillas de coco y comino. Cocine por 2-3 minutos. Dejar de lado.
- Calentar el aceite en una cacerola. Agregue las semillas de mostaza, urad dhal, asafétida y hojas de curry. Déjalos chisporrotear durante 30 segundos.
- Vierta esta mezcla en el curry de plátano. Mezclar bien. Servir caliente.

NOTA: *También puede reemplazar el plátano verde con calabaza ceniza blanca o calabaza serpiente.*

Paneer Mantequilla Masala

Para 4 personas

Ingredientes

Aceite vegetal refinado para freír

500g / 1lb 2oz paneer*, Cortado

1 zanahoria grande, finamente picada

100g / 3½ oz de frijoles franceses, finamente picados

200 g / 7 oz de guisantes congelados

3 chiles verdes, molidos

Sal al gusto

1 cucharada de hojas de cilantro finamente picadas

Para la salsa:

2,5 cm / 1 pulgada de raíz de jengibre

4 dientes de ajo

4 chiles verdes

1 cucharadita de semillas de comino

3 cucharadas de mantequilla

2 cebollas pequeñas, ralladas

4 tomates, en puré

1 cucharadita de harina de maíz

300 g / 10 oz de yogur

2 cucharaditas de azúcar

½ cucharadita de garam masala

250ml / 8fl oz de agua

Sal al gusto

Método

- Calentar el aceite en una cacerola. Agrega las piezas de paneer. Fríelos a fuego medio hasta que se doren. Escúrrelos y déjalos a un lado.
- Mezcle la zanahoria, las judías verdes y los guisantes. Cocine al vapor esta mezcla en una vaporera a fuego medio durante 8-10 minutos.
- Agrega los chiles verdes y la sal. Mezclar bien. Dejar de lado.
- Para preparar la salsa, muele el jengibre, el ajo, los chiles verdes y las semillas de comino hasta obtener una pasta suave.
- Calentar la mantequilla en una cacerola. Agrega las cebollas. Fríelos a fuego medio hasta que se pongan traslúcidos.
- Agrega la pasta de jengibre y ajo y los tomates. Freír por un minuto más.
- Agrega la maicena, el yogur, el azúcar, el garam masala, el agua y la sal. Revuelva la mezcla durante 4-5 minutos.
- Agrega la mezcla de verduras al vapor y el paneer frito. Mezclar bien. Cubra con una tapa y cocine la mezcla a fuego lento durante 2-3 minutos.

- Adorne la mantequilla masala de paneer con las hojas de cilantro. Servir caliente.

Mor Kolambu

(Verduras mixtas al estilo del sur de la India)

Ingredientes

2 cucharaditas de aceite de coco

2 berenjenas medianas, cortadas en cubitos

2 baquetas indias*, Cortado

100 g / 3½ oz de calabaza *, cortada en cubitos

100g / 3½ oz de quimbombó

Sal al gusto

200 g / 7 oz de yogur

250ml / 8fl oz de agua

10 hojas de curry

Para la mezcla de especias:

2 cucharadas de mung dhal*, remojado durante 10 minutos

1 cucharada de semillas de cilantro

½ cucharadita de semillas de comino

4-5 semillas de fenogreco

½ cucharadita de semillas de mostaza

½ cucharadita de arroz basmati

2 cucharaditas de coco fresco rallado

Método

- Mezcle todos los ingredientes de la mezcla de especias. Dejar de lado.
- Calentar el aceite de coco en una cacerola. Agrega las berenjenas, las baquetas, la calabaza, la okra y la sal. Freír esta mezcla a fuego medio durante 4-5 minutos.
- Agrega la mezcla de especias. Sofreír durante 4-5 minutos.
- Agrega el yogur y el agua. Mezclar bien. Cubra con una tapa y cocine a fuego lento durante 7-8 minutos.
- Decora el mor kolambu con las hojas de curry. Servir caliente.

Aloo Gobhi aur Methi ka Tuk

(Papa al estilo sindhi, coliflor y fenogreco)

Para 4 personas

Ingredientes

500ml / 16fl oz de agua

Sal al gusto

4 papas grandes sin pelar, picadas en trozos de 5 cm / 2 pulgadas

20 g / ¾oz de hojas frescas de fenogreco

3 cucharadas de aceite vegetal refinado

1 cucharada de semillas de mostaza

2-4 hojas de curry

1 cucharada de pasta de jengibre

1 cucharadita de pasta de ajo

800 g / 1¾lb de cogollos de coliflor

1 cucharadita de chile en polvo

1 cucharadita de amchoor*

½ cucharadita de comino molido

½ cucharadita de pimienta negra molida gruesa

Pizca grande de hojas secas de fenogreco

2 cucharadas de semillas de granada frescas

Método

- Poner el agua en una cacerola, agregar sal y llevar a ebullición.
- Agrega las papas y cocínalas hasta que se ablanden. Escurre las patatas y déjalas a un lado.
- Frote las hojas frescas de fenogreco con sal para reducir su amargor. Lavar y escurrir las hojas. Dejar de lado.
- Calentar el aceite en una cacerola. Agrega las semillas de mostaza y las hojas de curry. Déjelos chisporrotear durante 15 segundos.
- Agrega la pasta de jengibre y la pasta de ajo. Freír la mezcla a fuego medio durante un minuto.
- Agregue los floretes de coliflor, la guindilla en polvo, el amchoor, el comino molido, la pimienta y las hojas secas de fenogreco. Continúe friendo durante 3-4 minutos.
- Agrega las patatas y las hojas frescas de fenogreco. Sofreír la mezcla a fuego lento durante 7-8 minutos.
- Adorne con las semillas de granada. Servir caliente.

Matar Paneer

(Guisantes y paneer)

Para 4 personas

Ingredientes

1½ cucharada de ghee

Paneer 250g / 9oz*, Cortado

2 hojas de laurel

½ cucharadita de chile en polvo

¼ de cucharadita de cúrcuma

1 cucharadita de cilantro molido

½ cucharadita de comino molido

400 g / 14 oz de guisantes cocidos

2 tomates grandes, blanqueados

5 anacardos, molidos hasta formar una pasta

2 cucharadas de yogur griego

Sal al gusto

Método

- Calentar la mitad del ghee en una cacerola. Agrega los trozos de paneer y fríelos a fuego medio hasta que se doren. Dejar de lado.

- Caliente el ghee restante en una cacerola. Agrega las hojas de laurel, la guindilla en polvo, la cúrcuma, el cilantro y el comino. Déjalos chisporrotear durante 30 segundos.
- Agrega los guisantes y los tomates. Freír durante 2-3 minutos.
- Añadir la pasta de anacardos, el yogur, la sal y los trozos de paneer frito. Mezclar bien. Cocine a fuego lento la mezcla durante 10 minutos, revolviendo ocasionalmente. Servir caliente.

Dahi Karela

(Calabaza Amarga Frita en Yogur)

Para 4 personas

Ingredientes

250g / 9oz de calabaza amarga*, pelado y cortado a lo largo

Sal al gusto

1 cucharadita de amchoor*

2 cucharadas de aceite vegetal refinado más extra para freír

2 cebollas grandes, finamente picadas

½ cucharadita de pasta de ajo

½ cucharadita de pasta de jengibre

400 g de yogur

1½ cucharadita de cilantro molido

1 cucharadita de chile en polvo

½ cucharadita de cúrcuma

½ cucharadita de garam masala

250ml / 8fl oz de agua

Método

- Deje marinar la calabaza amarga con la sal y deje reposar durante una hora. Calentar el aceite para freír en una cacerola. Agrega la calabaza. Freír a fuego medio hasta que se doren. Escurrir y reservar.

- Caliente 2 cucharadas de aceite en una cacerola. Agrega las cebollas, la pasta de ajo y la pasta de jengibre. Freír a fuego medio hasta que las cebollas estén doradas.

- Agregue los ingredientes restantes y la calabaza amarga. Mezclar bien. Cocine la mezcla a fuego lento durante 7-8 minutos. Servir caliente.

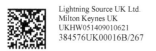
Lightning Source UK Ltd.
Milton Keynes UK
UKHW051409010621
384576UK00016B/267